AF233064

ÉTUDE

SUR LE

DIAGNOSTIC DIFFÉRENTIEL

DES PARALYSIES

EN GÉNÉRAL

ET SUR

LEUR TRAITEMENT PAR L'ÉLECTRICITÉ.

PAR LE DOCTEUR **NIVELET**,

SECRÉTAIRE DE LA SOCIÉTÉ MÉDICALE DE COMMERCY.

———

PRIX : 1 FR.

———

COMMERCY

IMPRIMERIE DE CH. CABASSÉ

1863

ÉTUDE

SUR LE DIAGNOSTIC DES PARALYSIES

EN GÉNÉRAL

ET SUR LEUR TRAITEMENT PAR L'ÉLECTRICITÉ.

La science du diagnostic des paralysies, restée stationnaire depuis les travaux de Ch. Bell, de Magendie et des anatomo-pathologistes de leur époque, a pris, dans ces derniers temps, un essor nouveau sous l'impulsion des physiologistes français et étrangers, mais surtout, il faut le reconnaître, sous la direction des savantes études électro-physiologiques du docteur Duchenne, de Boulogne.

On pourrait s'étonner que la plus grande partie du corps médical reste étrangère aux découvertes et aux applications nouvelles, si l'on ne savait tout ce qu'il faut d'études difficiles pour arriver à les comprendre. On peut s'expliquer aussi la répugnance que la plupart des praticiens éprouvent à mettre en jeu des appareils électriques dont ils ne comprennent ni la théorie, ni le mécanisme.

Pénétré que nous sommes de la grande importance que l'électro-thérapie est appelée à prendre dans la thérapeutique, nous voulons contribuer pour notre faible part, et dans la limite de nos forces et de nos moyens, à la propagation de la science nouvelle.

C'est pourquoi nous avons entrepris de résumer en quelques pages les faits les plus saillans et les principes contenus dans le livre très-volumineux de M. Duchenne. Nous avons espéré qu'en voyant l'importance des signes pathognomoniques que l'électricité peut fournir pour le diagnostic différentiel des paralysies, en général, les praticiens seraient tentés de lire ce livre, et que nous ferions ainsi des prosélytes à l'électro-thérapie.

Un premier fait, de la plus haute valeur pratique, est celui qui a été découvert par Marshall-Hall, confirmé par M. Duchenne et d'autres électriciens, à savoir : que dans les paralysies *de cause cérébrale*, la contractilité électro-musculaire est toujours *conservée ;* tandis que dans les paralysies *de cause spinale*, elle est toujours *diminuée* ou *abolie*. On comprend toute la portée de ce fait pour le diagnostic du siège de la cause organique dont une paralysie symptomatique peut dépendre.

A côté de ce principe viennent s'en poser d'autres non moins importans.

La science nouvelle nous apprend :

Que, dans les paralysies *rhumatismales* la contractilité électro-musculaire se trouve aussi *conservée*, mais qu'elle ne peut être exercée sans développer en même temps une *sensibilité musculaire* plus grande que dans l'état normal;

Que, dans les paralysies de cause *hystérique*, en même temps que la contractilité électro-musculaire se trouve *conservée*, la sensibilité électro-cutanée est le plus souvent diminuée ou abolie;

Que, dans les paralysies *saturnines*, la contractilité électro-musculaire est toujours *diminuée* ou abolie, et qu'il en est de même dans les paralysies par *lésion traumatique* de la moelle ou des nerfs mixtes.

Nous essayerons d'appuyer cette donnée par des exemples.

Soit une paralysie du membre supérieur : on sait qu'il est souvent difficile, d'après les notions ordinaires de la séméiologie, de déterminer si cette paralysie a sa cause organique dans le cerveau ou dans la moelle épinière ; ou bien si elle reconnaît pour cause une intoxication saturnine ; ou bien encore, si elle est de nature rhumatismale, ou si elle se rattache à un état hystérique ; ou enfin, si elle est la conséquence d'une lésion traumatique d'un tronc ou d'un rameau nerveux.

L'électricité vient élucider ces différens points si importans pour le diagnostic et surtout pour le pronostic.

Procédant par voie d'élimination, si à l'exploration électrique il y a diminution ou abolition de la contractilité électro-musculaire, on pourra affirmer que la paralysie reconnaît pour cause une *intoxication saturnine*, ou bien une *lésion d'un nerf mixte* (plexus cervical ou brachial, nerf circonflexe), ou bien enfin une *lésion de la moelle*.

Dans le premier cas, la paralysie aura son lieu d'élection spécial; la perte de la contractilité électro-musculaire affectera surtout les muscles extenseurs, les radiaux, etc. ; il y aura immunité pour les supinateurs.

Dans le second cas, la perte de la contractilité électro-musculaire sera complète ou incomplète, suivant le degré de la lésion : la tendance des muscles à l'atrophie sera en rapport avec la perte de la contractilité elle-même.

Enfin, dans le troisième cas, qui ne pourrait guère se confondre qu'avec le précédent, le diagnostic s'éclairera des signes rationnels ordinaires de la myélite.

Si, au contraire, à l'exploration électrique, la contractilité électro-musculaire se montre intacte, la paralysie sera de cause *cérébrale*, ou *rhumatismale*, ou *hystérique*.

Les signes rationnels viendront éclairer le premier cas.

Les circonstances commémoratives aideront au

second, et il y aura augmentation de la sensibilité électro-musculaire du bras malade, comparé à celle du côté sain.

Enfin, si la paralysie est de cause hystérique, on constatera une diminution ou une abolition de la sensibilité électro-cutanée.

Dans les *paraplégies*, le diagnostic de la cause et de son siège est des plus important au point de vue du pronostic. La science nouvelle nous apprend que, dans les paraplégies *essentielles* ou *idiopathiques*, la contractilité électro - musculaire est *normale;* tandis qu'elle est diminuée ou abolie quand la paralysie reconnaît pour cause une affection organique de la moelle épinière.

Pendant longtemps, la science pathologique tendait à confondre deux genres de paralysies fort graves, mais entre lesquelles, cependant, le pronostic laisse plus ou moins d'espoir au praticien et de consolation aux familles. Nous voulons parler, d'une part, de l'affection décrite par M. Baillarger sous le nom de *Paralysie générale progressive des aliénés*, et, d'autre part, de la *Paralysie générale spinale, sans aliénation*. Grâce aux recherches de MM. Duchenne et Brierre de Boismont, l'électricité est venue encore éclairer le diagnostic différentiel de ces affections. Elle a démontré, ce que la théorie faisait pressentir, que, dans la première, *de cause cérébrale*, la contractilité électro - musculaire est *toujours intacte* ; tandis que, dans la seconde, de *cause spinale*, elle se trouve diminuée ou abolie.

Tous ces faits, tous ces principes dont je ne donne ici que l'essence, sont exposés très au long dans le livre de M. Duchenne, œuvre de haute intelligence, de patiente observation où il importe d'en prendre connaissance. Je me bornerai à résumer ici quelques-unes de ses observations les plus remarquables.

1re *Observation*. — Un malade affecté d'hémiplégie cérébrale, avait été renvoyé de l'hôpital de la Charité pour cause d'insubordination. Deux ans après, il s'y représentait; à peu près remis de la paralysie de la jambe, mais toujours paralysé du bras gauche. Craignant d'être reconnu, il assurait que sa paralysie datait seulement de quelques semaines et qu'elle avait été précédée de coliques saturnines. A l'exploration électrique, la contractilité électro-musculaire se montrait intacte dans tous les muscles du bras paralysé. — M. Duchenne se trouvait fort embarrassé pour expliquer ce fait contradictoire avec ceux qu'il qu'il avait observés jusqu'alors. Mais bientôt, le mensonge du malade fut reconnu, et la cause saturnine qu'il imputait à sa paralysie dût être éloignée complètement.

2e *Observation*. — Un malade entre à la Charité pour des coliques saturnines : il exerce l'état de peintre, et offre le liseré caractéristique des gencives. Tout-à-coup survient une hémiplégie pendant le cours de la maladie. On se demande alors (un instant c'était la pensée du chef de service) si ce n'est pas là un exemple d'hémiplégie saturnine : cette question est posée à M. Duchenne. Pour la résoudre, il explore l'état de la contractilité et de la sensibilité électro-musculaires. Ayant trouvé partout ces propriétés intactes, il n'hésite pas à diagnostiquer une hémiplégie de cause cérébrale. Le malade succombe quelques jours après, et à l'autopsie on trouve un vaste épanchement sanguin dans l'un des lobes cérébraux.

3e *Observation*. — Hôpital de la Charité. — Hémiplégie gauche, datant de 6 mois, chez une jeune fille mal réglée. — Souffle carotidien. — M. Beau pense que cette hémiplégie peut être sous la dépendance d'un état hystérique. — A l'exploration de M. Duchenne, l'intégrité de la contractilité et de la sensibilité électriques dans les muscles paralysés étant constatée, ce dernier praticien diagnostique une paralysie par lésion cérébrale. La malade succombe rapidement à une suffusion séreuse dans les méninges et les ventricules du cerveau. — A l'autopsie, on trouve un tubercule dans le pédoncule cérébral droit.

Il existe, dit M. Duchenne, une espèce de paralysie que l'on peut appeler *rhumatismale*, et qui siège toujours dans les muscles de la région postérieure de l'avant-bras. Cette affection pourrait être confondue avec la paralysie *saturnine*. Ici encore, l'exploration électrique vient lever tous les doutes. Dans la paralysie *saturnine*, les muscles paralysés ne se contractent pas par l'électrisation, tandis que dans la paralysie *rhumatismale* ces organes conservent la contractilité électrique normale, et que, de plus, ils sont plus sensibles à l'excitation électrique que ceux du côté sain.

Vainement voudrait-on, dans les cas de ce genre, asseoir exclusivement le diagnostic différentiel sur le siège de la paralysie, sur l'absence des coliques saturnines antérieures, en un mot sur la profession du malade. M. Duchenne cite des faits qui démontrent à quelles erreurs on pourrait alors être entraîné.

4e *Observation*. — Un cultivateur était atteint d'une paralysie de l'avant-bras. Toutes les questions qui lui étaient adressées éloignaient l'idée d'une intoxication saturnine. Pour assurer le diagnostic, M. Duchenne examina l'état de la contractilité et de la sensibilité électro-musculaires. — A sa grande surprise, il trouva tous les signes pathognomoniques de la paralysie saturnine. Le malade niait qu'il eut pu être empoisonné par le plomb. On le fit entrer à la Charité où, deux jours après, il eut une colique de plomb des mieux caractérisées. Les bains sulfureux firent déposer sur sa peau une grande quantité de sulfure de plomb.

M. Duchenne cite un cas fort remarquable de paralysie *saturnine* qui entraîna la mort d'un médecin distingué de la capitale. Ce ne fut que quelques semaines avant ce triste dénouement, que l'électricité fit reconnaître la nature du mal. Le vin que buvait le malade fut analysé, et on y constata la présence d'une préparation de plomb. Il y avait vingt ans que ce médecin prenait son vin chez le même fournisseur, l'un de ses cliens qui le servait de *confiance*.

M. Duchenne a reconnu des paralysies saturnines dont la cause n'avait jamais été soupçonnée, chez des habitans du nord de la France, grands buveurs de bière. Il a appris alors, que dans les estaminets que fréquentaient ces malades, la bière était amenée de la cave dans les salles par des tuyaux de plomb.

L'observation suivante qu'il rapporte est aussi des plus remarquables.

5e *Observation.* — Un marchand de thés, de Paris, était affecté, depuis deux ans, d'une paralysie double des membres supérieurs. Son affection, attribuée jusque-là à une cause rhumatismale, avait été traitée sans succès par les bains sulfureux, les vésicatoires et la strychnine. L'exploration électro-musculaire ayant démontré que les muscles de la région postérieure de l'avant-bras et les deltoïdes étaient lésés dans leur contractilité électrique, M. Duchenne déclara que la paralysie ne pouvait être attribuée qu'à un empoisonnement saturnin. Le malade combattait cette manière de voir ; mais bientôt il apprit à M. Duchenne que, pendant plusieurs années, il avait fait des petits sacs avec les feuilles de plomb dont sont doublées les caisses de thés, et que la poussière métallique dont ces feuilles sont couvertes, avait pu s'introduire dans l'économie par les voies respiratoires. Il lui apprit, en outre, qu'il avait été traité plusieurs fois pour une gastro-entérite, avec constipation et coliques violentes. — L'exploration électro-musculaire fut donc le seul moyen capable de dévoiler la cause de cette paralysie. Le malade en guérit, et recouvra une santé parfaite par le traitement électrique.

A ces observations, si remarquables par la précision du diagnostic formulé par M. Duchenne, j'en pourrais ajouter beaucoup d'autres, qui se trouvent également rapportées dans son livre et qui ont eu pour témoins les professeurs et les élèves des différentes cliniques de Paris.

C'est surtout au chapitre des Paralysies *par lésion traumatique des nerfs mixtes* que l'on voit briller la sagacité de ce praticien et son habileté pour le traitement de ces affections. C'est-là qu'on le voit prédire, d'après l'état de conservation de la contractilité électro-musculaire, que tels faisceaux de muscles s'atrophieront plus ou moins vite, et que souvent, dans le même muscle, telle portion marchera à l'atrophie tandis que les autres recouvreront vite leur irritabilité. C'est là aussi que l'on est témoin de guérisons qui étonnent, et qui sont propres à donner la plus haute idée de la puissance de l'électro-thérapie.

Nous n'avons rien dans nos observations person-nelles que nous puissions ajouter aux belles études de M. Duchenne. Seulement, nous voulons attirer l'attention des électriciens sur un fait que nous croyons propre à éclairer le diagnostic local de cer-taines paralysies. Nous voulons parler du *symptôme douleur* que les courans d'électricité d'induction, quand ils sont pratiqués sous forme de frictions lentes, à une tension assez forte, développent dans des parties, où, dans l'état ordinaire, la sensibilité semble normale. Nous avons déjà signalé ce fait au sujet du diagnostic du siège de la névralgie sciatique. Nous avons également constaté qu'il peut être propre à éclairer certains cas de diagnostic douteux de pa-raplégies. Ainsi, dans les cas où les malades, atteints de cette dernière affection, n'accusent au-cune douleur le long du rachis, ni à la pression des doigts, ni au passage de l'éponge trempée dans de l'eau chaude, nous les avons vu, souvent, accuser une sensibilité beaucoup plus grande, dans certains points, au passage du frictionneur électrique.

Tout récemment, un malade affecté de *paralysie spinale ascendante* (tabes dorsalis) avec paralysie incomplète des membres supérieurs et inférieurs,

faiblesse de la vessie, constipation permanente,
embarras de la parole, altération de la mémoire,
nous assurait que jamais il n'avait ressenti de douleur le long du rachis. Il fut très-étonné de voir
qu'au passage du frictionneur électrique deux points
très-sensibles se révélaient, l'un au niveau des 2e et
3e vertèbres dorsales, l'autre au point de jonction du
sacrum avec la dernière vertèbre lombaire. Malgré
la gravité de ce cas, que nous espérons pouvoir pu-
blier plus tard dans tous ses détails, et qui nous
laissait peu d'espoir, nous avons obtenu déjà, par
le traitement électrique, une amélioration sensible
dans l'état de ce malade.

Les paralysies qui, jusqu'à présent se sont pré-
sentées le plus souvent à notre traitement électrique,
et nous ont donné le plus de satisfaction, ont été des
paraplégies.

Nous pouvons citer :

1° Un tailleur âgé de 35 ans, paraplégique depuis plusieurs
années, et que vainement nous avions traité, pendant deux ans,
par tous les moyens de la thérapeutique ordinaire, sangsues, ven-
touses scarifiées, vésicatoires volans, bains sulfureux, strychnine
à l'intérieur, etc. La paralysie allait en augmentant, et menaçait
de gagner les membres supérieurs. Le malade ne marchait plus
qu'à l'appui d'un bâton, et ne pouvait faire un kilomètre sans
se reposer. — Aujourd'hui il peut faire, d'une seule traite, sept
et huit kilomètres, et les doubler dans la même journée.

2° Une paraplégie, par compression de la moelle, avec gibbosité,
sans carie, dans la région lombaire, fut tellement améliorée par
le traitement électrique, qu'après moins de trois mois le malade
put reprendre ses travaux ordinaires. — Les eaux de Plombières

et des bains de vapeur aromatiques n'avaient rien pu contre cette affection à laquelle nous avons opposé les amers et l'iodure de potassium à l'intérieur, alternativement avec l'électricité.

5° Une paraplégie *spinale ascendante*, avec paralysie incomplète des membres supérieurs et inférieurs, plus prononcée du côté droit que du côté gauche, avec atrophie déjà avancée des muscles de l'avant-bras et des interosseux de la main, fut tellement améliorée au bout de deux mois de traitemént, que le malade commença à reprendre les travaux de menuiserie auxquels il avait été forcé de renoncer depuis plus d'un an.

4° La femme d'un officier de cavalerie, originaire du midi, et ayant habité l'Afrique pendant plusieurs années, fut prise, il y a six ans, de douleurs lombaires qui furent considérées comme rhumatismales, et imputées à la rigueur de notre climat. A ces douleurs se joignit bientôt de la faiblesse dans les membres inférieurs et de la difficulté à marcher. Des bains froids, conseillés à la malade, ne firent qu'aggraver sa situation, et quand je fus appelé à lui donner des soins, en 1861, elle ne pouvait plus quitter sa chambre, ni faire un pas sans l'appui d'une personne. Après trois mois de traitement, cette malade, sans être complètement guérie, allait et venait seule, montait et descendait un long escalier, et pouvait se livrer à l'exercice du cheval dont elle était privée depuis plusieurs années.

5° Un négociant, affecté d'une paraplégie incomplète, avec faiblesse de la vessie et de l'intestin, et contre laquelle quatre cautères avaient été appliqués sur les reins, trouva sa position si améliorée, après quinze électrisations, qu'il crut devoir supprimer ses cautères et reprendre le cours de ses affaires.

6° Enfin, je puis citer un cas de paraplégie idiopathique, observé sur une femme de la campagne, âgée de 53 ans. La position de cette malade se trouva tellement améliorée après quatre électrisations, qu'elle crut devoir suspendre le traitement.

J'aurais voulu pouvoir présenter ces observations complètes, détaillées et poursuivies jusqu'à guérison ou jusqu'à un *statu quo* qui limite la puissance de l'électricité. J'aurais voulu, en un mot, avoir à traiter des malades pour lesquels les déplacemens, les frais qu'ils entraînent, ou toute autre considération, n'aient pas été cause d'un manque de persévérance dans le traitement. Malheureusement, ces conditions ne peuvent se rencontrer que dans les hôpitaux ; et si, depuis bientôt 15 ans, les coteries m'ont exclu des services publics, elles m'ont aussi, contre le vœu formel de la loi, fermé les portes de l'hôpital de Commercy, au profit d'un officier de santé. Ce qu'il y a de plus triste dans cette énormité, c'est de voir un docteur en médecine prêter les mains à cette dégradation du doctorat.

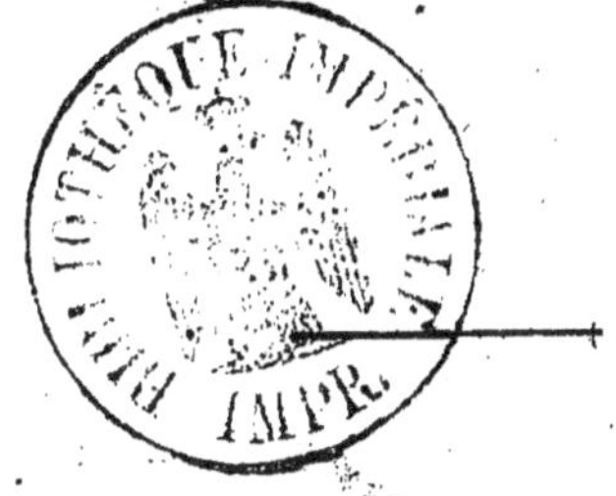